NOTICE MÉDICALE

SUR

NAPLES,

PAR

le Docteur A.-P. Requin,

AGRÉGÉ EN EXERCICE A LA FACULTÉ DE MÉDECINE DE PARIS, EX-PROFESSEUR DE PHYSIOLOGIE ET D'HYGIÈNE A L'ATHÉNÉE ROYAL, MÉDECIN-ADJOINT DU PREMIER DISPENSAIRE DE LA SOCIÉTÉ PHILANTROPIQUE, MEMBRE-CORRESPONDANT DE L'ACADÉMIA MEDICO-CERUSICA DE NAPLES, ETC.

NOTICE MÉDICALE

SUR NAPLES.

II.

———————

Mon cher et honorable confrère ,

Quand je vous écrivis ce que j'avais observé et pensé , comme médecin , dans mon rapide trajet de Paris à Naples, je vous promis de recueillir et de vous communiquer ce que cette ville m'offrirait de curieux et d'important pour nous autres enfans d'Esculape. Je ne sais si les lecteurs de la GAZETTE MÉDICALE se souviennent de ma parole. Ma lettre ne gît-elle pas déjà dans ce profond oubli qui engloutit chaque jour le feuilleton de la veille? Mais n'importe. Après six mois de

silence, j'exhume ma vieille promesse ; le *scribendi cacoëthes* a vaincu la paresse;
je veux vous tenir parole , à vous et à vos abonnés , dussiez-vous ne m'en savoir
aucun gré. Je crois avoir à dire quelque chose d'intéressant et d'utile pour les
médecins qui , comme moi , seront jetés par le destin au pied du Vésuve, ou qui
jugeront à propos d'y envoyer leurs cliens. Est-ce amour-propre d'auteur, est-ce
conscience de la vérité? C'est aux lecteurs que j'aurai ennuyés ou attachés, à dé-
cider cette grande question, grande pour moi, chétif écrivain.

Entamons un premier chapitre. Commençons par examiner si nous rencontrons
à Naples toutes les conditions hygiéniques propres à justifier la mode constante
qui, chaque hiver, y réunit tant de riches étrangers, Français , Russes, Anglais ou
autres , désireux de soustraire leur santé aux âpres influences du Nord , et cher-
chant à la conserver ou à la raffermir sous un ciel plus clément. A ne considérer
que la latitude 40° 51' 10" , la riante Parthénope semble être le plus sûr des asi-
les pour les poitrines délicates de Paris , de Londres et de Pétersbourg. Mais, si
l'on ne se borne point à cette simple notion de géographie, et que l'on acquière ,
par expérience ou autrement , des connaissances topographiques plus approfon-
dies, l'illusion se dissipera bientôt, et l'atmosphère napolitaine paraîtra peut-être
plus funeste que les brouillards de la Seine et de la Tamise , aux individus tuber-
culeux, qui forment , sans contredit , la grande majorité du cortége envoyé en
Italie par ordre de la Faculté. Mais je dois prouver cette assertion; je dois l'ap-
puyer sur les faits. Jetez donc les yeux , mon cher lecteur , sur un court essai de
topographie médicale dont j'ai puisé les matériaux dans la savante conversation
de mes confrères napolitains , dans l'ouvrage du docteur Salvator Renzi sur ce
sujet, et dans ma propre expérience. Vous ne pourrez m'accuser de prévention
contre la capitale des Deux-Siciles , car je n'en déguiserai pas les avantages et les
charmes pour quiconque possède une santé parfaite. Enfin , pour n'être pas con-
fondu avec ces personnes souffreteuses qui prennent en aversion le lieu où leur
malaise a redoublé par le pur et simple effet de leur vicieuse constitution, je dois
déclarer que, pour ma part , je n'ai pas eu le moindre rhume à Naples , et que je
n'y ai jamais éprouvé la plus légère entrave dans mon existence physiologique.
Quelle plus forte garantie d'impartialité peut-on désirer en pareille matière ?
Lisez donc maintenant.

Naples , comme chacun sait , est située au centre du golfe de même nom ,
au nord-ouest du Vésuve , magnifique volcan , tout à la fois objet de crainte
et d'orgueil pour les indigènes. Là on admire *la Montagne* (c'est de ce nom
simple qu'on l'appelle) , non-seulement comme le vieux théâtre de ces
éruptions de lave , de cendres et de flammes , dont le spectacle surpasse en impressions sublimes et profondes toutes les autres scènes de la nature , mais encore comme le siége mystérieux d'une influence occulte sur la sérénité du ciel ,
sur la fertilité des campagnes d'alentour , et même sur la salubrité de l'air. Plus

d'une fois , dans les cercles napolitains , quand la conversation tombait sur le choléra morbus, j'ai entendu affirmer sérieusement que le Vésuve en empêcherait les ravages. Eh mon Dieu! ne rions pas trop de cette naïve confiance. Chaque peuple a sa marotte : nous aussi n'avons-nous pas été trop confians dans la vertu prophylactique de nos lumières et de notre civilisation? Nous espérions que le fléau asiatique sévirait moins sur nous que sur de barbares Moscovites. L'événement nous a cruellement détrompés. Mais maudit soit mon penchant pour les digressions, qui prolongent ma besogne et celle du lecteur. Je reviens à la topographie de Naples.

Cette ville est bâtie en forme d'arc , entre les sinuosités du rivage de la mer, et les collines escarpées qui servent d'appui à ce pittoresque cordon d'édifices publics et particuliers , et qui , parsemées de villas et tapissées d'une riche végétation, forment le plus magnifique des amphithéâtres. Elle occupe ainsi, de l'ouest à l'est, un espace de plus d'une lieue au-devant des monts Pausilippe et St-Elme, et des deux volcans éteints *Capo di China* et *Capo di Monte*, jusqu'à la plaine qui, sous le nom de Marais ou *Paduli*, s'étend au pied du Vésuve. Mais le rivage, depuis Naples jusqu'à la base du volcan, est garni de maisons et de jardins; c'est une série continue de villages, San Giovanni, Portici, Resina, Torre del Greco, etc. On croirait ne voir qu'une simple et même ville sur une longueur de plus de trois lieues , depuis le Pausilippe jusqu'au Vésuve. Et quand on parcourt les divers points de cette rive concave et sinueuse , ce beau panorama déroule à nos yeux une foule d'aspects aussi variés que ravissans. Cette mer azurée, les découpures et les caps du rivage, la double cime du volcan , ce long amphithéâtre de collines et d'édifices, l'île de Caprée placée dans le lointain comme une sentinelle à l'entrée du golfe, tous ces objets et tant d'autres que je ne puis énumérer, prennent entre eux mille relations diverses, suivant la position du spectateur. Le défaut de tous les paysages , c'est de lasser assez promptement la vue par leur monotonie. La baie de Naples semble seule faire exception. Pour moi , je l'ai eue sous les yeux pendant quatre mois, presque à toute heure, à tout instant du jour ; et, quelques minutes avant le départ, c'était encore un vif plaisir pour moi que de contempler cet admirable tableau. Combien de fois m'étais-je déjà surpris , moi, assurément fort peu romantique par nature, dans une sorte d'extase et d'oubli de moi-même , tout entier à la contemplation! Et cela , je vous jure , ne m'arrive pas souvent ailleurs. C'est que je ne conçois pas de plus belle situation pour une ville , et j'ai peine à croire que Constantinople ait la palme par-dessus Naples , ce qui est pourtant l'opinion de la plupart des voyageurs qui ont pu faire la comparaison. Aussi conseillerai-je le séjour de Naples à l'hypochondriaque , dont il faut rappeler au monde extérieur l'attention vicieusement arrêtée sur les impressions internes , ou bien au monomane convalescent , qui a besoin d'une puissante distraction pour ne pas retomber dans son idée fixe.

D'ailleurs , Naples offre aux personnes dont on veut distraire le cerveau malade toutes les ressources d'une grande capitale. C'est la troisième ville d'Europe sous le rapport de la population. On évalue approximativement le nombre de ses habitans à 400,000 , y compris les étrangers , dont l'affluence est toujours considérable. Théâtres de tous genres , bals , cercles de jeu , rien n'y manque pour s'amuser, ou pour se ruiner , ce qui paraît être aussi un amusement pour certaines gens. Il y a proportionnellement un plus grand luxe d'équipages qu'à Londres et à Paris. Les promenades sont animées par une foule de fashionables et d'élégantes de toute nation. Le peuple napolitain , naturellement gai et gracieux , remplit de sa joie bruyante le port , les places publiques et les rues commerçantes. Certes on peut muser à Naples avec autant de charmes que sur nos boulevards et nos quais.

Quant au climat, il est en général fort doux et fort agréable. « Eh quoi ! me » dira-t-on, vous le chargiez d'anathèmes tout à l'heure : vous voilà donc pris » en flagrant délit de contradiction. » Patience , cher lecteur , écoutez-moi jusqu'au bout, et vous distinguerez les deux faces de la vérité sous cette contradiction apparente. Il est vrai qu'à Naples la température moyenne de toute l'année est de 15° R. Durant l'été , la colonne thermométrique ne s'élève presque jamais au-delà du 30° degré , tandis qu'à Paris elle monte assez souvent jusqu'au 32°. Dans l'hiver , elle n'y descend guère plus bas que 2° au-dessous de zéro. Cependant, en décembre et janvier 1833 , à l'époque même de mon séjour , il y a eu , comme en 1829, 4° de froid ; aussi fallait-il voir, sous le souffle de cette bise inaccoutumée, comme les pauvres *lazzaroni*, nu-pieds et nu-jambes, grelotaient dans leurs manteaux troués, et comme les riches eux-mêmes se rassemblaient en frissonnant autour du *braciero*, misérable foyer de braise, dans ces vastes salons dépourvus du prosaïsme des poêles et des cheminées. Mais n'importe , c'était un iver exceptionnel, dont la statistique, disait-on, devait à peine faire compte, pas plus que du surcroît de mortalité produit par le grand nombre des pleurésies et des pneumonies. Impassible statistique !!!

Poursuivons donc notre paragraphe météorologique. Il est encore vrai qu'à Naples il neige très-rarement , et que la neige ne se conserve pas ; car un rayon de soleil suffit pour la résoudre. Il grêle six à douze fois par an. Selon le docteur Renzi , le relevé des dix dernières années a donné le résultat suivant sur la proportion annuelle du beau temps et de la pluie : 60 à 100 jours pluvieux , 140 à 180 jours sereins, 100 à 150 jours nuageux. La pluie tombe sous l'influence des vents austraux , et surtout du *libeccio* ou vent de sud-ouest, qui d'ailleurs est le vent dominant , à cause de la direction même du golfe ; elle règne surtout de novembre en avril. Quant aux brouillards, ils sont extrêmement rares.

Cet ensemble de conditions physiques est très-favorable à la végétation. Le

célèbre Tenore , professeur de botanique à l'université , a comparé les époques
de la floraison des végétaux sous la latitude de Naples avec les tableaux recueillis
sur ce point par Linné sous le climat d'Upsal , et par Audibert sous le climat de
Paris ; il a trouvé pour résultat général que la végétation de sa patrie devance
d'un mois la nôtre et de deux mois la végétation suédoise. En effet , on voit fleurir aux environs de Naples, sur la fin de décembre , le pissenlit , le séneçon et la
pâquerette : dans les premiers jours de janvier, le *daphne laureola* , la mercu-
riale et la bourse-à-pasteur ; et , dans la dernière quinzaine, la ficaire, la fume-
terre , le souci des jardins, la petite pervenche, le mouron, etc. : dès le com-
mencement de février, la féve , la violette, la moutarde , le romarin, le laurier ,
le pêcher, l'amandier , le cerisier, l'abricotier , etc. : en mars, le poirier et le
pommier : en avril, le coquelicot, l'épine-vinette, l'acacia, etc. : enfin, en mai ,
la vigne et les céréales. D'autre part, la chute des feuilles a lieu un mois plus tard
qu'à Paris. Et puis , combien d'arbres ne perdent jamais leur feuillage, et bravent
en pleine terre le doux hiver du ciel napolitain ! La *villa reale* , plantée d'yeu-
ses , de buis et d'arbousiers (*arbutus unedo*) , offre aux yeux des nombreux pro-
meneurs une verdure perpétuelle. Dans les bosquets des villas , sur le bord des
routes , sur le penchant des collines, l'oranger, le citronnier, le lentisque, le
caroubier, le pin-parasol (*pinus pinea*) , et tant d'autres végétaux toujours verts,
présentent l'image constante du printemps.

Voilà les délices de Naples ! Voilà les avantages qui en rendent le séjour si en-
chanteur et si attrayant , qui attirent et enchaînent le voyageur, et qui réalisent ,
pour ainsi dire , la fable de la Sirène , dont cette ville porta jadis le nom. Mais
voici , en revanche , les inconvéniens et les dangers qui doivent éloigner de ce
rivage les individus malheureusement lotis de nerfs irritables et de faibles pou-
mons.

Pour les organisations délicates , il y a quelque chose de plus redoutable que
la rigueur constante du froid ou l'excès uniforme de la chaleur : ce sont les ra-
pides et brusques changemens de l'atmosphère. La chaleur moyenne d'une con-
trée est un élément moins important à considérer pour l'hygiène et pour la pa-
thogénie que la connaissance des variations habituelles de la température. Or, Naples , entre les Apennins qui la dominent et la Méditerranée qui la baigne, souf-
fre les fréquentes alternatives des vents septentrionaux , qui ont passé sur les
neiges éternelles de la chaîne apennine , et des vents méridionaux qui arrivent
des plages brûlantes de l'Afrique. De là ces soudains abaissemens du baromètre ,
ces ruptures d'équilibre dans l'état électrique de l'air, ces transitions thermomé-
triques instantanées, source féconde de palpitations, de dyspnée, de maux de
nerfs et d'irritation pulmonaire chez les personnes prédisposées à ces diverses
affections. Et notez qu'en général on vient s'établir à Naples pendant l'hiver ,
c'est-à-dire pendant la saison où ces variations météorologiques sont les plus fré-

quentes et les plus dangereuses, et où, comme nous l'avons déjà dit, la pluie règne assez constamment. Sans doute, en se logeant sur la *riviera di Chiaja*, quai magnifique situé en plein midi, on est à l'abri du *ventò di terra* ou vent du nord. Mais sur la foi de ce brillant soleil qui luit vis-à-vis de vous, ne vous aventurez pas trop dans une promenade à pied ou en calèche découverte le long des quais qui bordent le rivage. Car, à cause de cette disposition en arc, dont nous avons vanté plus haut les résultats pittoresques, vous vous exposez successivement aux quatre points cardinaux de l'horizon ; et, par ma foi, sans hyperbole aucune, à toutes les flèches de la rose des vents. Aussi, au détour de chaque quai, en passant de Sainte-Lucie à Chiatamone, de Chiatamone à Chiaja, de Chiaja à la Mergelline, vous êtes en butte à une soudaine variation de température : là le soleil vous brûle, ici la bise vous glace. Quels effets produira cette capricieuse atmosphère ? Confirmera-t-elle l'espoir que tout ciel italien semble promettre de loin aux maladies de poitrine ? Non, certes ; au lieu d'entraver ou de prévenir les progrès de la tuberculisation pulmonaire, elle ne peut que les favoriser. Et je ne parle point que par théorie. Entre autres exemples, je me rappelle combien un jeune confrère, le docteur Delorme, qui accompagnait le comte S***, a souffert de cette inconstance perpétuelle de la température et des vents : son séjour à Naples a, je n'en doute pas, hâté le terme fatal de sa phthisie. Et puis, d'ailleurs, le nombre des poitrinaires indigènes est assez considérable, à en juger approximativement par les informations particulières que j'ai prises : car il ne peut être exactement connu, les registres de mortalité n'étant point tenus par l'administration napolitaine avec le même soin que chez nous. M. Magliari, secrétaire de l'Académie de médecine et chirurgien en chef de l'hôpital militaire *Della Trinità*, m'a dit que les phthisiques forment à peu près la dixième partie des soldats malades : il croit, à la vérité, que la proportion de la phthisie aux autres maladies est, dans cette fraction de la population, un peu plus forte que dans la population entière ; ce dont il accuse une grande caserne qui est située sur le haut de la colline, fort loin du centre de la ville, où les soldats accourent chaque soir à la hâte et en sueur, à l'heure de la retraite, et où les rhumes naissent alors à foison sous l'influence d'un air vif et frais qui répercute la transpiration. Le professeur Petrunti, aujourd'hui le chirurgien le plus répandu de Naples, m'a dit, en effet, n'évaluer qu'à un quinzième la part de la phthisie dans la mortalité générale ; mais cette part est déjà fort bonne.

Je n'ai parlé que des variations météorologiques pour défendre le séjour de Naples aux individus que la phthisie consume ou ne fait que menacer. Je rappellerai maintenant que l'air maritime est constamment imprégné d'une eau saline qui s'y insinue, en imperceptibles gouttelettes, jusqu'à une grande hauteur, par l'agitation des vagues et par le souffle de la brise. Or, ces particules de sel, qui, à chaque inspiration, pénètrent avec l'air dans les ramifications bronchiques, exercent-elles une action salutaire ou nuisible ? La question est en litige chez nous, mais elle est résolue en mauvaise part dans le code de la médecine napolitaine. Nos confrères de Naples croiraient commettre un barbarisme thérapeutique, s'ils laissaient un phthisique demeurer sur le rivage, et s'ils ne lui faisaient transporter son domicile dans les quartiers les plus éloignés de la mer. Leur expérience locale me semble devoir être prise en considération. D'ailleurs, je m'écrierai : *dans le doute, abstiens-toi.* Cette maxime morale de Zoroastre doit être aussi la base de la sagesse médicale.

Ainsi donc, gardez-vous d'expédier indifféremment à Naples tous les individus dont la santé réclame les distractions d'un long voyage et la douce influence d'un ciel méridional. Excluez tous ceux chez qui vous constatez ou soupçonnez l'existence des tubercules pulmonaires : ceux-là, c'est à Rome, et surtout à Pise, qu'il faut les envoyer, comme je l'ai déjà dit dans ma lettre du n° 21 de l'année dernière. J'ai exprimé plus haut à quelle classe de malades Naples me paraît principalement convenir. Je laisse aux praticiens habiles à juger dans quels autres cas on doit indiquer ce séjour aux cliens dont la fortune permet l'emploi de cette coûteuse thérapeutique. Je n'ajouterai plus qu'une seule remarque, c'est que le sol de Naples et des environs, assis presque entièrement sur des volcans éteints, offre dans une circonscription peu étendue, de Castellammare à Pouzzole et à Baïa, une richesse inouïe d'eaux minérales, froides et chaudes, acidules, ferrugineuses ou sulfureuses, et un grand nombre d'étuves naturelles, ou grottes sans cesse remplies d'une vapeur bouillante qui s'échappe du sein de la terre. Je me borne ici à cette considération générale, qui est loin d'être sans intérêt pour les voyageurs malades, et qui peut souvent entrer comme élément de détermination dans l'avis de leur médecin : car j'ai craint que la majorité des lecteurs ne me blâmât de reproduire tous les détails que je trouve dans mes notes sur la situation de ces thermes naturels, sur les diverses espèces et les vertus particulières de ces sources minérales.

Jusqu'ici je n'ai considéré Naples que sous l'utile, mais étroit point de vue de la pratique. J'ai parlé de cette ville comme d'un remède dont on doit tantôt prescrire, tantôt défendre l'usage. Ce premier chapitre fini, c'est à une curiosité plus large que je m'adresse. Praticiens purs, superbes contempteurs de toute idée qui ne sert point directement à guérir une plaie ou une fièvre, vous cesserez ici de me lire. Je n'espère plus être écouté que des médecins pour qui rien de médical n'est étranger, et dont l'esprit cosmopolite aime à suivre les destinées de notre art sur tous les points du globe. C'est à eux seuls que j'offre, sans ordre ni méthode, toutes les particularités que j'ai recueillies sur les mœurs, doctrines, notabilités et institutions médicales de Naples. Je n'ai pas la prétention de donner une série de chapitres *ex professo*; c'est une macédoine, un *pudding*, un chaos, où chacun prendra ce qui lui agréera le plus.

Parlons d'abord de la Faculté de médecine , dont les chaires sont au nombre de seize , savoir, douze consacrées à l'anatomie , à la physiologie , à l'anatomie pathologique , aux institutions pathologiques (pathologie générale), à l'histoire de la médecine , à la médecine légale , à l'étude du texte d'Hippocrate , à la chirurgie théorique , aux accouchemens , à la clinique chirurgicale , à la clinique médicale et à la clinique ophthalmiatrique; deux à la médecine pratique, et deux autres à la matière médicale. Je ne sais trop pourquoi cette dernière science jouit d'un pareil privilége , tandis que certaines branches de l'art ne sont pas professées du tout , par exemple, l'hygiène.

Mais l'existence de la chaire d'histoire de la médecine m'a fait honte pour notre Faculté de Paris, où ce cours manque depuis longues années, au grand regret de tous les bons esprits. Les sciences que nous nommons accessoires, c'est-à-dire la chimie, la physique, la botanique, appartiennent exclusivement (et avec grande raison) à la Faculté des sciences. D'ailleurs , les cours de toutes les Facultés se font dans le même local, ancien collége des jésuites, aujourd'hui consacré à l'université tout entière. Il n'y a qu'un grade médical, le doctorat, qu'on acquiert en subissant plusieurs examens et en acquittant des droits à peu près aussi considérables que chez nous (environ 500 fr. de notre monnaie , valeur absolue; mais le numéraire, à Naples , a certes deux fois autant de valeur relative qu'à Paris). On reçoit environ deux cents docteurs par an. D'ailleurs, les aspirans au bonnet doctoral ne sont légalement astreints à aucune autorité universitaire; ils dirigent leurs études selon leur bon plaisir, et suivent ou non les cours publics. Il y a pourtant une école spéciale de médecine , composée de cent pensionnaires , que le gouvernement entretient , surveille et instruit moyennant dix ducats (environ 50 fr.) par mois ; le temps des études dure cinq ans. Ce serait une assez bonne institution, si les élèves étaient soumis à une discipline et à une éducation moins monastiques; mais je me suis laissé dire que ces pauvres jeunes gens sont condamnés à écouter autant d'homélies théologiques que de leçons médicales , et qu'on les mène plus souvent à la messe que dans les hôpitaux.

C'est parmi les professeurs de la Faculté que l'on trouve les praticiens les plus renommés. A leur tête il faut citer le commandeur Ronchi , professeur de médecine pratique, premier médecin du roi Ferdinand II , comme il le fut déjà de François II et de Ferdinand I. C'est un beau vieillard septuagénaire , dont l'âge n'a point affaibli le talent , dont le patronage est ambitionné de tous ses confrères , et qui exerce une sorte de monopole médical dans la plus haute sphère de la société napolitaine. On évalue le revenu annuel de sa noble et riche clientelle à 8,000 ducats (35,000 fr. environ). Il est bon d'observer à ce propos que le prix ordinaire de la visite est d'une piastre (un peu plus de 5 fr.), et que la consultation se rétribue avec une once , pièce d'or qui vaut trois ducats (13 à 14 fr.).

Après Ronchi , la médecine interne compte , parmi ses plus habiles et ses plus heureux représentans , Lanza , autre professeur de médecine pratique , le vieil Antonucci , professeur de clinique médicale , et les deux professeurs adjoints à la même chaire, Postiglione et Vulpes. Le docteur Antonucci , malgré le lourd fardeau de ses 82 ans , se partage encore entre l'enseignement et la clientelle. L'abbé Postiglione , qui est tout à la fois prêtre de Jésus-Christ et ministre d'Esculape , jouit d'une fort grande réputation. Au fait , c'est chose précieuse qu'un médecin pareil : s'il ne peut sauver le corps , il peut du moins encore sauver l'ame ; si ses ordonnances ne retiennent cette ame ici-bas , ses bénédictions l'envoient en bonne et due forme dans le ciel. Le professeur Postiglione est le plus célèbre de ces docteurs hybrides, qui ne sont point rares à Naples ; le gouvernement accorde assez facilement l'autorisation nécessaire aux prêtres qui désirent exercer notre art. Aussi ai-je vu, sur les bancs des cours de médecine, bon nombre de soutanes et de chapeaux triangulaires.

Don Benedetto Vulpes , second adjoint à la clinique médicale , est de tous les médecins napolitains l'homme à qui je recommanderais le plus volontiers ma santé ou celle d'autrui. Il a voyagé en France et en Angleterre en 1827, et par là s'est familiarisé avec les plus modernes conquêtes et les plus récentes doctrines de notre art. Il est auteur d'un excellent traité de pathologie générale , où il a mis à profit les idées , et même les dénominations nouvelles de l'*Anatomie pathologique* du professeur Andral , et où il s'est plu à proclamer les vues profondes de notre illustre Geoffroy-Saint-Hilaire sur les monstruosités. Il est, je crois, le seul à Naples qui sache tirer parti de l'auscultation d ans le diagnostic des affections thoraciques. Or, on a généralement renoncé en Italie à explorer les bruits du poumon et du cœur, soit avec le stéthoscope , soit par l'application immédiate de l'oreille ; car les premiers essais tentés sur la foi de nos auteurs n'ont pas répondu à l'attente générale , faute de cette éducation délicate, dont l'ouïe a besoin pour apprécier toutes les nuances saisies et signalées par le génie de Laënnec , et qui ne peut guère être donnée que par l'exemple clinique et la tradition orale d'un maître habile , non par la parole morte des livres.

Lionardo Santoro , professeur de chirurgie théorique , est le plus renommé des chirurgiens napolitains. Il s'est acquis , par une longue et heureuse pratique , une fortune considérable. Aussi ne s'astreint-il plus à une rigoureuse assiduité dans l'exercice de sa profession. Chaque été il se retire dans une charmante *villa* de l'île d'Ischia, et reste sourd à l'appel du client. Il ne passe que l'hiver à Naples , où il est alors extrêmement occupé comme consultant; car il ne fait plus beaucoup d'opérations. Entre autres opuscules , il a publié , dans les *Mémoires de l'Académie de Naples* , une description fort intéressante des instrumens de chirurgie trouvés dans les fouilles de Pompéïa , ville si merveilleusement conservée aux curieux regards de la postérité par les cendres même qui la ruinèrent et l'envahirent il y a dix-sept siècles. J'ai vu ces lancettes, ces bistouris, ces forceps de nos antiques devanciers, dans les armoires du *museo Borbonico*, et j'ai conçu dès lors pour la chirurgie ancienne plus d'estime que ne lui en accordent les préjugés de la vanité moderne.

Le grand opérateur de Naples est aujourd'hui le docteur Petrunti, professeur adjoint de clinique externe, directeur de l'hôpital *delle Meretrici* (filles publiques), auteur d'un traité très-estimé de petite chirurgie. Il gagne, dit-on, par an, 9,000 *scudi* (environ 50,000 fr.). Dans les diverses courses scientifiques que j'ai faites avec lui, et où il a eu l'extrême complaisance d'être pour moi un *cicerone* aussi aimable que savant, je me suis entretenu avec lui sur plusieurs points de notre art. Outre les renseignemens que j'ai donnés plus haut sur la proportion des phthisiques, voici encore, entre les nombreux sujets de ces conversations, quelques documens que je crois devoir mentionner. Le docteur Petrunti traite heureusement toutes les fractures du col fémoral par la méthode de Cooper. Il a exécuté avec succès la ligature de l'artère iliaque primitive. Il a pratiqué une seule fois l'extirpation utérine, et, quoique la femme ait succombé, il se propose bien de recommencer, le cas échéant, sur un autre uterus. Il a fait cinq fois l'opération césarienne ; les cinq femmes sont mortes, quatre de métrite gangréneuse, et l'autre de convulsions qui survinrent huit jours après l'opération (à l'autopsie, on ne trouva aucune altération morbide de l'utérus) ; mais tous les enfans ont vécu. Il traite par le mercure la syphilis constitutionnelle, mais jamais les maladies vénériennes primitives ; il n'a jamais observé le cancer utérin chez les filles publiques, ce qui n'engage guère à en attribuer la cause à l'abus du coït. Ces deux derniers principes ont quelque valeur dans la bouche d'un homme qui dirige un hôpital exclusivement consacré aux courtisanes malades.

Le professeur titulaire de clinique externe, le sieur Côme de Horatiis, est loin d'égaler la réputation de son adjoint Petrunti. Il doit, dit-on, sa chaire beaucoup plus à la faveur royale qu'à son mérite. Ce n'est pas qu'il manque d'éloquence pour exposer les théories de l'art, mais son talent pâlit quand il faut mettre la main à l'œuvre. Aussi a-t-il cherché la clientelle par d'autres titres que par son habileté opératoire. Il a eu recours aux mystères de l'homœopathie. C'est par lui, par les docteurs Romano, Mauro et quelques autres moins connus, que se soutient, tant bien que mal, à Naples, la médecine d'Hahnemann, médecine apportée, lors de l'occupation autrichienne, par le docteur Necker, médecin du général Koller. A Naples, comme partout ailleurs, messieurs les homœopathes ne sont pas toujours assez niais pour se borner rigoureusement à l'administration de leurs inertes dix-millionièmes de grain. Il n'était bruit dans une société où j'allais, que de la cure soi-disant homœopathique d'une dame apoplectique... Devinez ce qu'avait fait le docteur Mauro!!... Il avait d'abord saigné cette dame, malgré l'anathème exprès de Hahnemann contre la phlébotomie ; puis il l'avait soumise à un régime sévère et à l'usage de je ne sais quelle poudre : c'est-à-dire il avait agi comme vous eussiez agi vous mêmes, pauvres allopathes ou énantiopathes, sauf cette poudre que dans la simplicité de votre cœur vous jugez complétement inutile. Moyen inutile pour la guérison, d'accord : mais incontestablement utile pour usurper la confiance exclusive et fanatique des gens du monde. Or, un homœopathe qui saigne et qui viole ainsi manifestement les dogmes de son évangile médical, se fera-t-il scrupule, si besoin est, de glisser dans les poudres qu'il prépare en secret, quelques grains de quinine, de morphine ou de sublimé? C'est une question qui, pour être résolue, ne demande pas une forte contention d'esprit. Etonnez-vous donc que dans la pratique particulière la médecine homœopathique guérisse tout comme la nôtre? c'est alors la même, entre les mains des habiles, avec un moyen auxiliaire de plus, ce mystère qui cache le remède. *Omne ignotum pro magnifico.* Mais il ne faut pas qu'une outrecuidance imprudente compromette la sainte doctrine sur un théâtre public. C'a été le tort des sectaires napolitains. Comme M Gueyrard à Lyon, ils ont, sur le défi des médecins orthodoxes et avec l'assentiment de l'autorité administrative, accepté la rude épreuve d'une clinique comparative. Mais à Naples encore plus qu'à Lyon, cette hardiesse a tourné à la honte de l'homœopathie. La mortalité fut telle parmi les malades soumis au sceptre d'Hahnemann, que le gouvernement révoqua la permission qu'il avait accordée. Les homœopathes napolitains, n'ayant pas encore inventé pour excuse la propriété anti-homœopathique des miasmes d'hôpital, ont été couverts de confusion. Le journal qu'ils avaient fondé ne s'est pas soutenu.

Mais laissons les charlatans et revenons aux vrais médecins. Dans la Faculté napolitaine, citons encore deux hommes qui jouissent d'un fort grand crédit, chacun dans sa spécialité : le docteur Cattolica, professeur d'accouchemens, traducteur de notre Baudelocque, et le docteur Quadri, professeur de clinique ophthalmiatrique, qui chaque année publie le recueil des cas curieux de sa pratique; une chaire particulière d'ophthalmiatrie convenait surtout à Naples, où l'ophthalmie mérite, peu s'en faut, le titre de maladie endémique, et où l'on rencontre, parmi les mendians des rues et parmi les militaires invalides, une énorme quantité d'aveugles.

Citons ensuite, hors de l'Université, le docteur Magliari, dont je me repens de n'avoir pas proclamé plus tôt l'esprit, le savoir et l'affabilité. Il parle si bien notre langue, il sait si bien les choses de la France, que dans nos promenades sous les allées de la *Villa Reale*, je m'imaginais converser aux Tuileries avec un confrère parisien. Chirurgien en chef de l'hôpital militaire *della Trinità*, secrétaire de l'Académie de médecine, membre du conseil de santé, le docteur Magliari, célibataire philosophe, content d'une honorable aisance, a renoncé aux lucratives fatigues de la clientelle pour se vouer tout entier à l'accomplissement de ses fonctions officielles, et à la rédaction de l'*Osservatore medico*, journal qui paraît deux fois par mois, qui résume avec un lumineux discernement la presse médicale de toute l'Europe, et qui à ce titre jouit d'une grande vogue dans les Deux-Siciles. Si les articles de l'*Osservatore* sont pour la plupart extraits ou même littéralement traduits de journaux étrangers, et surtout de journaux français, faisons-nous-en gloire, sans en faire un reproche au rédacteur, qui suit l'impulsion générale de la presse italienne. Les traductions des ouvrages français de tout genre constituent la bonne moitié du catalogue d'un libraire napolitain. Aujourd'hui notre médecine, comme notre littérature et notre politique, fixe les regards de l'Italie. A l'instar de l'*Osservatore*, les quatre autres journaux de médecine, qui se publient à Naples, savoir : l'*Esculapio*, *il Filiatre-Sebezio* (1), *gli Archivj*, *il Severino* (2), reproduisent à l'envi nos observations et nos raisonnemens. Une idée française, de quelque plume qu'elle vienne, semble même acquérir plus de valeur par delà les Alpes et les Apennins. Savez-vous quelle agréable surprise me gonfla d'orgueil, à la lecture du premier journal médical qui me tomba sous les yeux à Naples ? c'était le *Filiatre-Sebezio*, de novembre 1832. J'y lus une traduction presque littérale des articles que j'avais insérés dans les numéros 83 et 84 de la GAZETTE MÉDICALE, sur les fonctions de l'appareil auditif, d'après le mémoire du docteur Esser de Cologne : je vis mon nom enchâssé avec les honneurs de la citation au milieu d'une période italienne; je faillis me croire un grand homme. Pour épargner une si cruelle bévue à tant de médecins français dont j'ai vu les noms dans les colonnes des journaux napolitains, je ne ferai aucune citation individuelle; et je me contenterai de répéter en proposition générale, que ces journaux vivent en grande partie d'emprunts qu'ils font aux nôtres. Mais c'est sans contredit le docteur Magliari qui, dans le choix de ses emprunts, montre le plus de discernement et de lumières. Puisque me voilà ramené à parler de lui, je ne dois pas oublier de dire qu'en qualité de secrétaire de l'Académie, il est chargé de chanter les louanges des académiciens défunts, et que parmi ces sortes d'oraisons funèbres, j'ai lu avec le plus vif intérêt l'éloge de ce Cotugno, à qui nous devons, entre autres travaux importans, la découverte du fluide labyrinthique et l'exacte description des pustules varioliques. Le docteur

---

(1) Ainsi nommé de φιλιατρος, ami de la médecine, et de Sebeto, nom de la petite rivière qui coule à la limite orientale de Naples. Cet estimable journal est rédigé par les soins du docteur Salvator Renzi, qui est venu à Paris il y a quelque temps, et a lu à notre Académie un mémoire sur la piqûre de la tarentule, mémoire que nous avons inséré dans le n° 64 de l'année dernière.

(2) Ainsi nommé en l'honneur de Marc-Aurèle Séverin, célèbre chirurgien napolitain ; car ce journal est exclusivement consacré à la chirurgie.

Magliari est parvenu à réduire bon nombre de hernies étranglées, à l'aide d'un onguent de belladone ; il se propose même, je crois, d'envoyer un mémoire sur ce sujet à notre Académie des sciences.

Je dois encore nommer, hors du giron de l'université napolitaine, le docteur Nanula, chirurgien en chef et professeur particulier d'anatomie à l'hôpital St-François ou *dei Carcerati*. Ce médecin, fier à juste titre d'avoir suivi six ans, de 1800 à 1806, les leçons anatomiques de Scarpa, s'est véritablement passionné pour la science qu'il avait reçue d'un si grand maître ; il a formé par ses travaux et à ses frais un fort curieux cabinet d'anatomie humaine et comparée. Cette collection est loin d'être complète, mais je ne sache pas qu'aucun particulier en Europe en ait une semblable. Elle est surtout riche en fœtus monstrueux soit d'homme, soit de mammifères et d'oiseaux. J'y ai remarqué, entre autres monstres, un hétéradelphe très-curieux ; de la bouche d'un enfant bien conformé pend une masse informe qui contient les élémens d'un autre enfant, arrêtés à l'état rudimentaire. Dans cette branche de la science, le docteur Nanula s'est guidé d'après les vues de M. Geoffroy Saint-Hilaire, qu'il s'est plu à proclamer devant moi comme le premier tératologue du siècle. Le zèle du docteur Nanula trouve sa récompense dans le nombre des élèves qui se pressent pour l'entendre ; car son cours attire une bien plus grande affluence que celui de la Faculté. Je me mêlai un jour à son nombreux auditoire ; j'entendis une leçon fort substantielle sur le larynx, leçon dans laquelle le professeur se permit, probablement en mon honneur, quelques digressions de physiologie et d'anatomie comparée. Car le docteur Nanula m'a dit qu'il se renferme ordinairement dans les limites de l'anatomie descriptive. La police, à raison de la température, ne permet l'enseignement anatomique que depuis le 10 novembre jusqu'à la fin de mars ; et si l'on défalque de cet espace de temps les nombreux jours de *gala* ou de fête, où le repos commandé par l'Eglise est sévèrement observé, il ne reste guère plus de cent jours effectifs pour enseigner toute l'anatomie.

Enfin, parmi les médecins que j'ai eu l'avantage de connaître à Naples, il ne me reste plus qu'à nommer le laborieux Pietro de Filippis, qui fut envoyé en 1832 à Paris par son gouvernement pour observer le choléra, et qui a entrepris la longue traduction du *Traité des maladies chirurgicales* de M. Boyer.

Grâces à la complaisance et au savoir de quelques-uns des médecins dont je viens de parler, j'ai pu visiter avec fruit les établissemens médicaux et scientifiques de Naples, et recueillir les divers renseignemens que j'ai donnés, et ceux que je donnerai encore.

Le plus vaste des hôpitaux de Naples est l'*Ospedale degl' incurabili*, fondé en 1519. Il est situé presque au centre de la ville, dans un endroit élevé et aéré.

Il pourrait contenir 2,000 malades, mais il n'y en a que 1,000 environ. C'est là
que sont établies les quatre cliniques de médecine, de chirurgie, d'accouchement
et d'ophthalmiatrie. Chacune ne se compose que de sept ou huit lits, où le professeur a soin de rassembler les cas les plus curieux, qu'il a le droit de choisir dans
tout l'établissement. Mais il n'use presque jamais de ce privilége ; il se contente
d'assister le matin à la réception des malades, et de prendre ceux qui lui convien-
nent. C'est dans la salle même où se font les leçons de clinique, que se tiennent
une fois par mois les séances de l'Académie médico-chirurgicale. On y a placé le
portrait de l'immortel Marc-Aurèle Sévérin. Le buste de Cotugno, autre gloire de
la médecine napolitaine, se trouve aussi dans une salle de l'hôpital. Il y a un cabinet où sont rassemblés les dessins, les modèles en cire, et les préparations anatomiques, qui conservent le souvenir des cas pathologiques rares. Outre les nombreuses salles où sont accumulées les maladies chirurgicales (*malattie violente*),
et les maladies internes comprises sous la dénomination générale de fièvres (*feb-
bri*), il y a des salles spéciales pour les galeux, les vénériens, les filles enceintes,
les phthisiques et les moribonds. Les vénériens ne sont reçus que dans le cas de
syphilis constitutionnelle ; ils sont traités par les frictions mercurielles, que les
infirmiers leur administrent alternativement sur l'une et l'autre arcade plantaire.
Cette méthode générale de traitement, à laquelle on ne déroge que rarement en
faveur de certaines idiosyncrasies rebelles, réussit dans la presque totalité des cas.
La crainte d'épuiser les ressources financières de l'établissement fait repousser les
accidens primitifs d'infection syphilitique ; c'est un grave inconvénient, que les
médecins déplorent, et auquel ils attribuent, non sans raison, l'immense propagation de la syphilis parmi la population napolitaine. La salle des filles enceintes
est inaccessible à quiconque n'y est pas réclamé par les besoins du service. Je
n'ai donc pu la visiter en qualité de curieux. Par une délicatesse fort louable, on
ne veut pas soumettre les malheureuses victimes de la séduction à une sorte d'ex-
position publique. L'isolement des phthisiques se fonde sur un préjugé qui a jeté
de profondes racines à Naples, comme dans beaucoup d'autres contrées de l'Europe méridionale : la phthisie est réputée contagieuse ; l'appartement qui a servi
d'habitation à un poitrinaire, est tenu pour un lieu empesté ; on a beau le recré-
pir et le badigeonner à neuf, la location en est fort malaisée ; aussi, m'a-t-on dit,
que quelques propriétaires prévoient, dans les clauses de leurs baux, l'éventualité
d'une maladie pulmonaire, et en font une cause de résiliation. Et cette croyance
ne règne pas seulement parmi le peuple, mais elle est partagée par la majorité des
gens de l'art. Quelques médecins éclairés ont néanmoins déploré avec moi que ce
préjugé de la peur entassât les infortunés phthisiques pour ainsi dire dans un lieu de
condamnation, et leur annonçât ainsi, dès le début, la fatale issue de leur mal. L'hu-
manité ne saurait non plus approuver le transport des moribonds dans une salle particulière. Les lits étant dépourvus de rideaux, je sais bien qu'on veut par là épargner aux autres malades le pénible et dangereux spectacle d'une agonie ; mais
plus d'une fois il est arrivé qu'un pauvre diable ressuscitât, non pas comme La-

zore, d'entre les morts , mais d'entre les moribonds , ce qui est beaucoup moins miraculeux. Qui sait si les inconvéniens physiques et l'impression morale d'un pareil transport, d'un pareil abandon, n'ont pas souvent décidé la défaite encore incertaine de la vie. Dans un art trop souvent conjectural, la raison nous crie par l'organe de Stoll : *Quandiù anima in corpore humano superest, nunquam de salute desperandum est.* Je dirais donc aux administrateurs des hôpitaux de Naples : « Suivez l'exemple des hôpitaux de France : mettez des rideaux à chaque
» lit, et faites-les fermer à l'instant de l'agonie... Mieux vaudrait cette utile
» dépense , que ce luxe de parfums qui brûlent tous les matins dans vos salles,
» que cette consommation quotidienne d'herbes odoriférantes et de gomme d'o-
» livier , dont le résultat est de masquer le mauvais air , et non de le puri-
» fier. »

Je ne veux pas laisser là l'hôpital des Incurables sans mentionner un cas curieux de rage que j'y ai observé dans une de mes visites avec le professeur Vulpes. Il s'agit d'un enfant de six ans qu'un chien enragé avait mordu , et qui , surveillé dès lors par la police, fut transporté à l'hôpital dès qu'il offrit quelques signes d'aversion pour les boissons. Je le vis blotti dans un coin obscur de la salle , jouant avec quelques fruits qu'on lui avait donnés, les mordillant quelquefois, mais n'en avalant jamais la moindre parcelle; demeurant d'ailleurs fort tranquille , sans cris , sans mouvemens convulsifs, sans sputation hydrophobique , sans le plus léger signe de douleur ou de constriction pharyngienne; il n'offrait d'autre symptôme que l'horreur de l'eau ; il se détournait en criant dès qu'on lui en présentait en l'engageant à en boire ou même à se laver simplement les mains; même geste , même cri, si on attirait ses regards sur un fragment de miroir placé de manière à réfléchir la clarté du jour. L'enfant, inutilement soumis aux frictions mércuriel-les , mourut le lendemain sans aucun autre symptôme , cinquante jours après la morsure. Ce fait m'a paru digne d'attention , et voilà pourquoi je l'abandonne tel quel, sans réflexion aucune, à la sagacité de mes lecteurs.

Outre l'hôpital des Incurables, il y a encore à Naples plusieurs autres hôpitaux civils, où, comme dans le premier, tous les aides , à l'exception des infirmiers, sont des docteurs choisis par voie de concours ; tous les chefs de service, médecins ou chirurgiens, sont pareillement nommés au concours. Voilà un pays despotique qui donne à notre conseil général des hospices un exemple bon à suivre dans un pays constitutionnel.

L'hôpital de la Charité , où l'on ne traite que les maladies aiguës, est confié à la direction d'une congrégation de frères de Saint-Jean-de-Dieu. L'un des médecins est cet abbé-docteur Postiglione , dont j'ai déjà parlé.

Celui *dei Pellegrini* est fort petit, et l'on n'y admet que les blessures, fractures , luxations et autres cas analogues.

Celui de l'*Annunziata* est uniquement destiné aux enfans trouvés ; on y vaccine néanmoins tous les enfans et adultes apportés ou venus du dehors. La vaccine jouit en effet d'une très-grande faveur dans les Deux-Siciles; il y a un comité central qui est spécialement chargé de la propagation de ce moyen prophylactique dans tout le royaume, et qui publie tous les ans les résultats numériques des travaux de vaccination.

L'hôpital de Saint-François, hors de la *porta Capuana*, est destiné aux prisonniers de tout sexe. C'est là que se trouve le cabinet anatomique du docteur Nonula.

Un peu plus loin est le petit hôpital de *S.-Maria-della-Fede*, que j'ai visité avec le professeur Petrunti. C'est un ancien couvent, actuellement consacré aux courtisanes atteintes de syphilis, sous la direction immédiate de la police, qui inspecte tous les dix jours les maisons de joie, en retire les filles infectées, et ne leur permet d'y rentrer qu'après entière guérison. Il y a toujours environ trois à quatre cents malades à *S.-Maria*; c'est à peu près le dixième de la population féminine qui prostitue officiellement ses caresses. Trois à quatre mille courtisanes ! C'est peu, diront les statisticiens, pour une ville de 400,000 ames, où tant d'étrangers abondent. Sachez donc que les Napolitaines honnêtes qui ne se vendent pas, mais qui se donnent, suppléent, dit-on, au déficit, et leurs charmes, que l'œil sévère de la police ne surveille jamais, sont quelquefois bien dangereux. Je vous prie de croire, mon cher confrère, que je ne parle ici que d'après l'opinion publique, et non d'après mon expérience ; car, pour rendre hommage à la vérité en mon propre et privé nom, je dois déclarer n'avoir eu à Naples ni les bonnes fortunes de Moncade ni la maladie de Léon X.

Il y a aux environs de Naples trois maisons destinées aux aliénés. J'ai visité la maison-mère, appelée la *Maddalena*, ancien couvent de la petite ville d'Aversa, à sept milles de Naples. Ce sont les professeurs Ronchi et Vulpes qui m'ont fait l'honneur de m'y conduire. Cet établissement public, fondé en 1813, jouit d'une grande réputation dans toute l'Italie, faute de mieux, sans aucun doute ; car je dois avouer que, tout en me satisfaisant sous les rapports les plus essentiels, il n'a pas répondu à l'idée grandiose que je m'en étais faite à tort d'après sa brillante célébrité ; il m'a paru mesquin par comparaison même avec plusieurs de nos maisons de santé ; il est loin d'égaler, par exemple, celle de MM. Falret et Voisin à Vanvres. On n'admet à la *Maddalena* que des hommes ; les uns paient pension, les autres sont entretenus gratuitement ; ceux-ci sont vêtus d'un uniforme, ceux-là s'habillent à leur gré. D'ailleurs, les uns et les autres se promènent ensemble dans les mêmes cours et les mêmes jardins. Tous y sont convenablement nourris (j'arrivai à l'instant du dîner); tous y reçoivent des soins fort bien entendus. On leur fait exécuter ou écouter de la musique, moyen dont on a constaté l'influence sédative. Les furieux sont tantôt attachés de manière à rester forcément debout et immobiles, tantôt abandonnés en liberté dans une chambre qui ne laisse aucun accès au jour, et dont le mur et le plancher sont matelassés. L'expérience a prouvé la prééminence de ces moyens sur les répressions violentes encore employées dans quelques hospices d'Italie, et même sur les douches. On laisse les individus soupçonnés d'un prochain accès de fureur se promener librement, mais avec une camisole qui leur lie les bras.

Je n'ai pas visité les deux succursales de la maison d'Aversa; mais elles sont, m'a-t-on assuré, en tout semblables à la maison-mère. L'une est encore destinée aux aliénés mâles; l'autre aux femmes. Il y avait, somme toute, à l'époque de ma visite, 554 individus aliénés, dont 191 seulement appartenaient au sexe féminin. M. Vulpes m'a rendu compte de cette disproportion. « Les Napolitaines,
» me dit-il, ne reçoivent en général aucune éducation intellectuelle dans la mai-
» son paternelle. Comme on les marie fort jeunes, et presque dans l'enfance, à
» des hommes faits, elles ne deviennent jamais les confidentes ni les véritables
» compagnes de leurs maris : le mariage n'unit ici que les corps, non les ames.
» Les mœurs obligent la femme à rester près du foyer domestique : le mari seul
» tient la boutique, seul gouverne et connaît les affaires financières de la com-
» munauté; il agite bien rarement l'esprit de sa moitié par le récit de ses profits
» ou de ses pertes, de ses espérances ou de ses craintes. Les Napolitaines passent
» donc la plupart de leur temps seules et désœuvrées dans leur intérieur, d'où
» elles ne sortent guère que pour aller chez leurs parens ou à l'église. Étrangères
» à toute inquiétude commerciale, à tout enthousiasme littéraire ou politique,
» et même à toute exaltation religieuse (car c'est par une foi routinière qu'elles
» remplissent avec ponctualité les pratiques extérieures du culte catholique),
» elles n'ont pour passion dominante que l'amour; et en amour même, comme
» elles ont plus de goût pour le positif que pour le romanesque, leur tête s'égare
» moins souvent que leurs sens. » Je demande pardon à M. Vulpes de lui prêter
mes paroles, comme si j'étais un Tite-Live ou un Tacite; mais s'il renie mon éloquence, il ne reniera pas du moins ses pensées, que j'ai fidèlement reproduites.

Des trois hôpitaux militaires, dont un pour la marine et deux pour l'armée de terre, je n'ai visité qu'un de ces derniers, celui de la Trinité. C'est encore un ancien couvent transformé en hôpital, après la suppression des ordres monastiques sous la domination française. Cet établissement est parfaitement situé, en fort bon air, à l'extrémité la plus élevée de la *strada Magno-Cavallo*, dans un point de vue magnifique. Ces bons moines choisissaient toujours leurs habitations avec une parfaite intelligence de l'hygiène. Les salles sont vastes et aérées; il y a des chambres séparées pour les officiers. Les lits sont en fer, mais avec un fond de planches, ce qui est encore un grave inconvénient dans un pays où tous le insectes , et en particulier les punaises , pullulent avec une effrayante fécondité. Les malades sont classés , sur le modèle de nos hôpitaux militaires , en fiévreux , galeux , vénériens et blessés ; plus une cinquième catégorie . celle des soldats atteints d'ophthalmie , qui sont réunis dans une salle obscure. Je comptai cent cinquante individus dans cette dernière salle ; c'est à peu près le nombre ordinaire ; sur sept à huit cents malades que contient l'hôpital , l'ophthalmie en prend donc environ le cinquième pour sa quote-part. M. Magliari n'admet pas complétement l'opinion qui n'attribue une si grande proportion de maux d'yeux qu'à l'action occulte d'une constitution endémique ; il soupçonne beaucoup la malice des Napolitains qui , à l'en croire , se mettraient de la chaux dans les yeux pour obtenir un congé de réforme, ou emploieraient par esprit de vengeance le même moyen sur leurs camarades endormis. Ce qui le confirme dans ce soupçon, c'est que les soldats suisses , engagés au service du roi de Naples , ne sont pas sujets à cette prétendue endémie. Toujours est-il que l'ophthalmie exerce de nombreux ravages à Naples , même parmi la population bourgeoise.

C'est à l'hôpital de la Trinité que j'assistai à une cérémonie assez originale, que je rappellerai ici comme esquisse de mœurs. C'était une séance solennelle pour l'inauguration d'une bibliothèque, dont Ferdinand II avait décrété la fondation pour faciliter l'instruction aux aides et sous-aides de l'hôpital. Un haut dignitaire de la médecine militaire ouvrit la séance par un long discours , où il porta aux nues la gloire médicale de sa patrie , à partir de l'école de Salerne jusque à M. A. Séverin et à Cotugno, et où il célébra la rare générosité du jeune héros qui , dans sa magnificence , donnait une bibliothèque à l'hôpital de la Trinité. Puis, l'aumônier en chef lut un discours latin , qui était encore un panégyrique du roi. Puis, aumôniers subalternes et jeunes chirurgiens, amicalement confondus (car la médecine et la théologie n'ont pas entre elles, sous le ciel d'Italie, la même antipathie que sous le nôtre), chantèrent, à qui mieux mieux , les louanges royales en vers italiens, latins et même français; c'était à qui se lèverait le premier pour entonner son sonnet : ce fut un vrai déluge de rimes, de distiques et d'hendecasyllabes dans le genre admiratif. Certes on ne loua jamais Auguste, Louis XIV, ou Napoléon plus que je n'entendis louer le royal frère de la comtesse Lucchesi-Palli. J'essuyai pendant deux heures cet ouragan de poésie polyglotte, et je me sauvai avant la fin.

Les *invalides* occupent le couvent de Saint-Martin , la plus ancienne succursale de notre célèbre Chartreuse, dans une situation élevée, près du fort Saint-Elme. Les plaisans ont remarqué qu'on avait placé les aveugles dans une des plus belles vues de Naples. La cécité est, en effet, une des plus fréquentes infirmités des militaires napolitains, vu cette ophthalmie presque endémique dont nous avons parlé.

Un établissement vraiment grandiose , et peut-être le plus beau du monde en ce genre, est l'*Albergo dei Poveri* (Auberge des pauvres). Il fut fondé, en 1750 , par Charles III, dans le but d'éteindre la mendicité. Mais cette plaie de la civilisation moderne est encore bien vive à Naples : tant sont nombreux les misérables qui vous poursuivent partout en criant dans leur patois : *Eccellenza, moro di fame*. Je visitai l'*Albergo* avec le docteur P. de Filippis dans la partie consacrée aux hommes : car le corps-de-logis des femmes est inaccessible aux curieux. Les salles de travail, les dortoirs, les réfectoires, les corridors mêmes, tout est construit sur une vaste échelle. L'église, commencée sous Charles III, n'est pas encore finie, à cause des majestueuses dimensions sur lesquelles le plan en a été conçu. On admet dans l'*Albergo* les enfans de l'un et l'autre sexe, à l'âge de sept ans, et les vieillards incapables de travailler. Les garçons sont en général destinés à être soldats. On leur enseigne à lire d'après la méthode de Lancastre ; le prêtre chargé de cet enseignement m'a dit qu'il ne faut jamais plus de six mois pour apprendre ainsi la lecture à l'enfant le moins capable. Cependant le gouvernement n'a pas permis l'établissement de l'enseignement mutuel dans la ville. A-t-il craint la propagation de l'instruction primaire? ou bien seulement a-t-il eu peur du crédit que prendrait sur la population d'un quartier, un maitre qui suffit seul à diriger trois ou quatre cents enfans, et qui peut par là exercer une grande influence sur tous les parens? On enseigne aussi, dans l'*Albergo*, à écrire, à calculer, à dessiner ; j'y ai vu donner des leçons de musique ; j'y ai parcouru des ateliers de tailleurs, de cordonniers, de tisserands ; il y a une imprimerie, une fabrique d'épingles, etc., etc. Ceux qui se sont distingués dans une profession quelconque, obtiennent l'exemption du service militaire. Les jeunes filles, admises dans l'établissement, y demeurent jusqu'à ce qu'elles se marient ou qu'elles trouvent un emploi approuvé par l'administrateur de l'hospice ; en cas de mariage, elles reçoivent une dot de 30 ducats. A l'époque de ma visite, l'hospice contenait 4,010 individus, dont 2346 appartenant au sexe masculin, et 1664 au sexe féminin.

Enfin, dirai-je un mot du Jardin botanique (*Orto botanico*), créé par le professeur Tenore, dans les derniers temps de la domination française? Ce savant célèbre, dont l'*Iberis tenoreana* (1) consacre le nom dans la mémoire des naturalistes, et qui publie à présent une très-belle Flore des Deux-Siciles, n'a pu communiquer à ses compatriotes son enthousiasme pour la botanique. Le gouvernement actuel partage l'indifférence générale, et n'accorde qu'à regret une subvention à peine suffisante pour le simple entretien du jardin. M. Tenore m'a paru véritablement affligé de voir dépérir de jour en jour l'établissement dont il est

---

(1) Jolie *Iberis* ou téraspic, que M. Tenore découvrit à Castellammare, aux environs de Naples, et décrivit comme une variété de l'*Iberis semperflorens* ; mais M. Decandolle l'érigea en espèce en dérivant l'épithète spécifique du nom même de l'auteur de la découverte.

père. Cependant le jardin, tel qu'il est, mérite l'attention ; tant de végétaux originaires des contrées tropicales peuvent encore croître et fleurir en pleine terre, à peu de frais, sous cette latitude de 40 degrés! Je recommande à la curiosité, entre autres arbres qui bravent l'hiver napolitain, un magnifique camphrier (*laurus camphora*), qui est parvenu à une remarquable hauteur, et un néflier du Japon (*mespilus japonica*), qu'à la mi-janvier je vis orné de ses belles et suaves fleurs.

Maintenant je me hâte de clore cette longue notice par quelques détails de mœurs médicales, d'hygiène publique et de statistique, que je n'ai point su rattacher aux paragraphes précédens, et que je ne crois pas indignes de sortir du chaos de mes notes manuscrites. Ce sera un paragraphe de variétés.

A Naples, comme dans toute l'Italie méridionale, les docteurs-chirurgiens craindraient de ravaler leur dignité en pratiquant l'opération de la saignée; ils l'abandonnent aux barbiers, qui manient également le rasoir et la lancette, et qui ont tous pour enseigne, au dehors de leur boutique, une main d'où jaillit en arc un jet de sang. C'est, en effet, la salvatelle qu'on est dans l'usage d'ouvrir; la saignée du pli du bras est proscrite comme dangereuse. Et c'est avec grande raison, puis que l'on confie l'incision des veines à des hommes qui n'ont pas la moindre idée d'anatomie, et qui se guident routinièrement sur les lignes bleuâtres de la peau. Les plus huppés d'entre eux font fi des barbes, et s'en tiennent exclusivement à la saignée; ils s'intitulent phlébotomistes (*flebotomisti*). Sont-ils plus habiles parce qu'ils sont spéciaux et qu'ils ont une enseigne mieux peinte? j'en doute fort. Ce monopole d'une opération délicate entre des mains ignorantes est un reste de la barbarie du moyen âge, où la chirurgie tout entière était le patrimoine des barbiers. Et ce ne sont pas là les seuls débris des vieux us. Les nouveau-nés subissent encore les entraves du maillot, dont l'éloquence de Jean-Jacques a depuis long-temps fait abolir l'emploi parmi nous. A l'exception du bas peuple, à qui deux grands cimetières (*Campi santi*) sont consacrés, les familles se font un point d'honneur d'enterrer leurs parens dans une église. Ces sépultures, si réprouvées par l'hygiène publique, sont encore en grand usage en Italie : il n'y a que le grand-duc de Toscane et le duc de Modène, qui ne les permettent pas; c'est d'ailleurs, je crois, la seule concession que le tyranneau modénois ait faite aux lumières modernes.

Voici maintenant la pâture que je livre aux statisticiens. A Naples, les naissances masculines excèdent d'un trentième les naissances féminines : mais, depuis l'âge de quinze ans jusqu'à la cinquantaine, la mort enlève plus d'hommes que de femmes ; et, comme toutes les femmes sont d'un seizième au moins plus nombreuses que les hommes, le docteur Renzi attribue cette disproportion à la maladie vénérienne, à la phthisie et à l'ophthalmie, trois maladies qui sévissent davantage sur la partie masculine de la population. Les femmes sont menstruées de 12 à 14 ans : les jeunes garçons sont pubères à 15 ans et quelquefois à 13 : ce qui explique et la précocité des mariages et la corruption des mœurs. La mortalité générale est de 1 sur 32 par an. On observe un ultra-centenaire sur 1,000 morts ; et, sous ce dernier rapport de longévité, les femmes sont aux hommes comme 2 est à 1. La vie moyenne est de 33 ans. Il y a environ 12 suicides par an, et encore les étrangers en fournissent-ils la moitié.

En consignant ces détails dans votre estimable journal , je crois, mon cher confrère, m'être acquitté d'une dette : car c'est grâce à vos lettres ainsi qu'à celles de mon excellent maître M. Chomel, et du docteur Rognetta, que j'ai dû l'accueil favorable des médecins napolitains, et la facilité de mes observations. Je me plais ici à rendre publique l'expression de mes remercîmens.

Agréez , etc.

15 mars 1834.

A.-P. REQUIN.

I. VERAT. IMPRIMEUR, RUE DU CADRAN, N° 16.

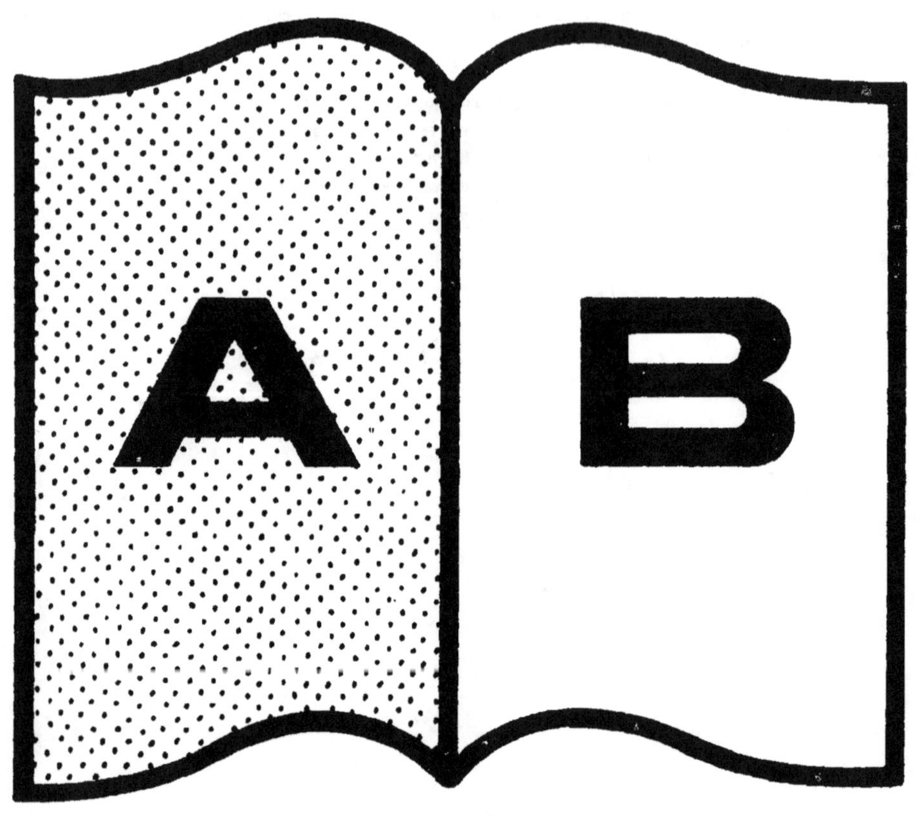

Contraste insuffisant

NF Z 43-120-14

9 782016 158968